I0411072

Repellenti fatti in casa

The Ultimate Guide: 40 naturale fatto in casa insetto repellenti per zanzare, formiche, mosche, scarafaggi e parassiti comuni

The Ultimate Guide: 40 naturali repellenti fatti in casa

Sommario

The Ultimate Guide: 40 naturali repellenti fatti in casa

The Ultimate Guide: 40 naturali repellenti fatti in casa

Introduzione

Periodo estivo spesso fa presagire l'inizio della stagione bug. Il disturbo inizia con un ronzio incessante e mordere dalle zanzare. Si potranno anche osservare i raccapriccianti insetti striscianti come gli scarafaggi e formiche. Scarafaggi causano contaminazione di alimenti, utensili da cucina e superfici su cui strisciano. Ci sono insetti pungenti come API e vespe che possono scatenare una grave reazione allergica.

Pesti di insetto sono spesso una parte della casa familiare e si trova sotto il tappeto, in fessure e crepe, armadi e quasi ovunque in casa. Gli insetti cercheranno riparo, cibo e calore anche in casa. Questi parassiti possono dimostrare di essere un grande fastidio in casa. Possono causare malattie

The Ultimate Guide: 40 naturali repellenti fatti in casa

come intossicazione alimentare, virus del Nilo occidentale, malaria, eruzioni cutanee, tra altre malattie.

Per controllare i parassiti, il primo intervento ha a che fare con non invitandoli in casa. La casa deve essere tenuto pulito. Mantenere gli alimenti conservati in contenitori e mop distanza qualsiasi prodotto alimentare fuoriuscito.

Tuttavia, anche con i migliori sforzi per mantenere la casa pulita, gli insetti troverà sempre un modo in casa. I modi convenzionali per liberarsi dei parassiti dell'insetto è attraverso l'uso di insetticidi e repellenti insetti che sono rapide ed efficaci. Le sostanze chimiche contenute in questi prodotti possono essere pericolosi e persistenti nell'ambiente immediato della casa.

La sicurezza è importante. Si desidera sbarazzarsi di questi parassiti e per raggiungere l'obiettivo nel modo più sicuro possibile. Rapporti del consumatore indicano che solo il 23 per cento di insetto repellenti e insetticidi sul mercato sono sicuri per i bambini.

Prodotti naturali e fatti in casa sono la scommessa più sicura facendo via con gli insetti invasori. Può essere fatto in casa ad una frazione del costo di alcuni dei prodotti convenzionali. Gli ingredienti includono gli elementi comuni di cottura e le erbe che contengono proprietà repellente insetti.

I prodotti fatti in casa sono ugualmente efficaci e possono essere utilizzati in casa e quando all'aperto Campeggi e trekking. Li troverete utile soprattutto se non sei un fan di sostanze chimiche tossiche.

Capitolo uno:

Perché andare tutto naturale

L'uso tradizionale di repellenti a base vegetale può essere fatta risalire per molte generazioni indietro. I repellenti per pianta sono stati utilizzati per proteggere le persone da punture di insetti e host alla ricerca di parassiti.

La scoperta di nuovi repellenti vegetali dipende fortemente dall'etnobotanica. Gli studi sono stati effettuati nel corso degli anni e hanno agito come una risorsa preziosa. Gli studi etnobotanici hanno informato lo sviluppo di nuovi prodotti naturali o fatti in casa.

The Ultimate Guide: 40 naturali repellenti fatti in casa

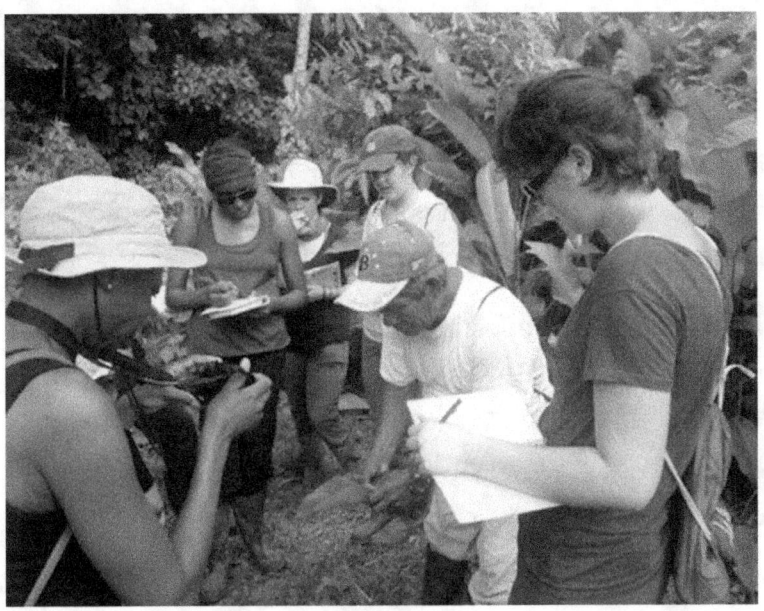

Fico: Etnobotanici studi hanno contribuito a individuare le piante con proprietà repellente per insetti. Per gentile concessione di itec-edu.org

L'etnobotanica è la ricerca mirata di piante medicinali attraverso interviste approfondite con informatori chiave ben informati nel folklore e medicina tradizionale. Questi studi sono effettuati attraverso sondaggi tramite interviste strutturate, combinati con la raccolta di esemplari di piante voucher per valutare l'uso della centrale di gruppi etnici indigeni. Domande importanti nelle indagini sono circa l'utilizzo di piante, abbondanza e origine.

Un secondo modo di repellente per impianti di prova è attraverso un processo chiamato bioprospezione in cui piante sono sistematicamente sottoposti a screening per una particolare modalità di azione. Il processo è un intenso lavoro e costoso. Tuttavia, lo screening di massa delle piante era come PMD (para-metano 3-8, diol) è stato scoperto nel 1960. PMD è una repellente efficace e disponibile in commercio.

Gli oli essenziali da queste piante si proteggono dalla pianta mangiare insetti. Gli oli essenziali rientrano in diverse categorie come le tossine, regolatori di crescita, repellenti e alimentazione deterrenti.

Gli avanzamenti nella tecnologia hanno fatto sì che la gente può andare naturale senza alterare l'efficacia. Tecnologia ha assicurato che è effettivamente possibile formulare prodotti potenti ingredienti naturali.

The Ultimate Guide: 40 naturali repellenti fatti in casa

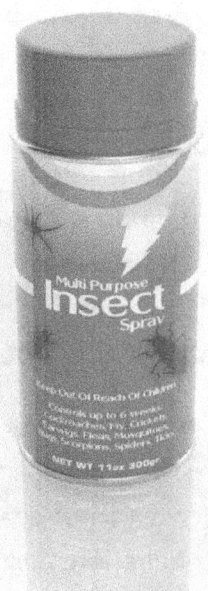

Fico: Insetticida commerciale è stato collegato con effetti negativi sulla salute

Repellenti commerciali prodotti contenenti ingredienti di origine vegetale hanno guadagnato sempre più popolarità tra i consumatori. Anche se comunemente sono percepiti come sicuri, a volte è un'idea sbagliata. I prodotti naturali possono sovraperformare gli insetticidi sintetici convenzionali pur rimanendo sicuri per gli esseri umani e l'ambiente.

Attualmente, numerosi studi hanno seguito orientamenti che pesticidi schema di valutazione standard per test repellente. C'è una necessità per ulteriori studi di standardizzate al fine di meglio valutare composti idrorepellenti e sviluppare nuovi prodotti che offrono elevata idrorepellenza, nonché buon consumatore sicurezza.

La salute è una considerazione importante in realtà è la più grande considerazione quando si va per naturali insetticidi o repellenti di insetto naturale. Unsafe non è una considerazione data agli alimenti e cosmetici, è stato esteso ad altri prodotti utilizzati all'interno della casa come bene.

C'è stata una graduale transizione verso l'uso di insetticidi naturali o organici prodotti piuttosto che prodotti con ingredienti e tossine nocive. Gli ingredienti naturali utilizzati in questi prodotti sono nella loro forma più pura. Nessun prodotti chimici nocivi che potrebbero causare danni alle persone e al loro ambiente immediato. Il prodotto naturale non peggioreranno presto lasciare tracce o sottoprodotti che si accumulano all'interno di sistemi biologici.

Prodotti naturali non danneggiare l'ecosistema. Pensare di prodotti chimici sintetici come la plastica depositata in una discarica. La plastica non andrà mai via. Ecco come sostanze chimiche si accumulano nell'ecosistema senza andare via. L'uso continuato del sintetico dell'insetto repellenti e insetticidi ingrandisce semplicemente il problema. L'accumulo del chimico DEET (N, N-dietil-meta-toluamide) sia in corpi umani e nell'ecosistema è stato associato con nervosismo, mal di testa, convulsioni, nausea e perfino la morte. Gli studi hanno indicato che gli esseri umani assorbono quanto il 56% di DEET applicati per respingere per sterminare insetti parassiti. Prodotti naturali forniscono un'opzione sicura che non bio-accumulabili e portare le condizioni di salute di cui sopra.

Capitolo due:

40 cose repellenti di insetto in casa fai da TE

Il bel tempo associato estate viene fornito con un lato cattivo. Il lato brutto è caratterizzato da bug e fastidiosi crawler. È possibile proteggersi dalla vista brutta dei bug, le punture di prurito e il rischio di malattia utilizzando alternative naturali. Non raggiungono per la pronta consegna sintetici insetticidi e repellenti insetti.

La proprietà repellenti di materiali vegetali sono state sfruttate attraverso le diverse civiltà dell'uomo. Il modo più semplice in cui queste piante sono state utilizzate è appeso contusi piante nelle case di sfruttare le loro proprietà protettive. La pratica è ancora comune ancora oggi in tutto il mondo.

Un'altra forma di uso è come fumigante bruciando piante a fastidio lontano gli insetti come mosche e zanzare. Usi più recenti delle piante è nella formulazione di oli applicati alla pelle o vestiti. Repellenti a base vegetale sono ancora ampiamente utilizzati e sono da preferire perché piante vengono percepiti come un mezzo sicuro e affidabile per prevenire punture di insetti.

Naturale dell'insetto repellenti sono majorly basati di ingredienti vegetali derivate. Piante sono state la fonte degli oli essenziali. Gli oli essenziali trovano una vasta applicazione su tutta linea. Le piante producono gli oli essenziali per respingere gli insetti nocivi, per attirare l'insetto benefico che impollinano, e per proteggere le piante da funghi e batteri nocivi e per aiutare le piante a sopportare condizioni climatiche estreme.

L'estrazione degli oli essenziali dalle piante ha contribuito a trasferire la loro utilità a diverse impostazioni. Una delle applicazioni utili gli oli è per respingere gli insetti in casa e anche con applicazione sul corpo. Gli oli essenziali sono solitamente diluiti con diluenti sicuro come Hamamelis, olio vettore o anche alcool.

Esploriamo le alternative disponibili per chi decidono di seguire la strada naturale/biologico. Questi sono rimedi naturali che contribuiranno efficacemente a tenere lontani gli insetti.

1. **citronella** è uno degli oli essenziali più comunemente usati per proteggere le persone dalle punture di zanzara. La pianta va sotto il nome botanico Cymbopogon nardus e quindi le persone possono essere sull'allerta per il nome. L'olio di

citronella non deve essere miscelato con additivi chimici.

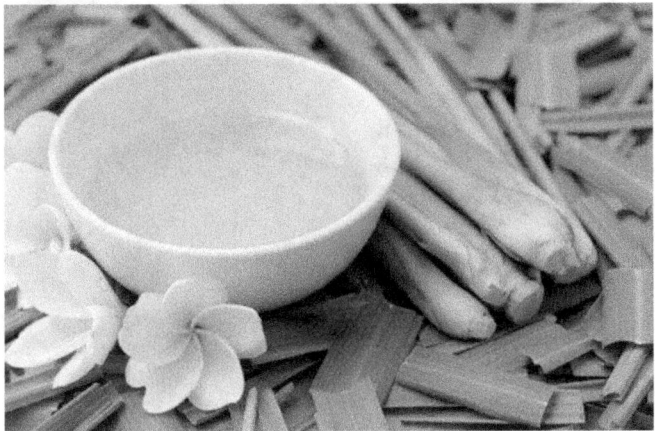

Fig.: Pianta e citronella olio di Citronella è efficace come un repellente e insetticida.

Per l'olio di citronella fatti in casa, si deve mescolare con vettore olio per garantire che sia sicuro per applicazione sulla pelle. Altre forme in cui viene utilizzata alla citronella sono le candele e lanterne. Questi repellenti piante volatile quando evaporato nelle candele e lanterne manterrà allontana le zanzare e altri insetti fastidiosi.

2. **basilico olio** è stato indicato per presentare le proprietà insetticida buona soprattutto nell'uccidere le larve di zanzara e come repellente per le zanzare. Basilico si riferisce anche come *Ocimum basilicum* è ben noto come una spezia dell'alimento e per le sue proprietà aromatiche.

The Ultimate Guide: 40 naturali repellenti fatti in casa

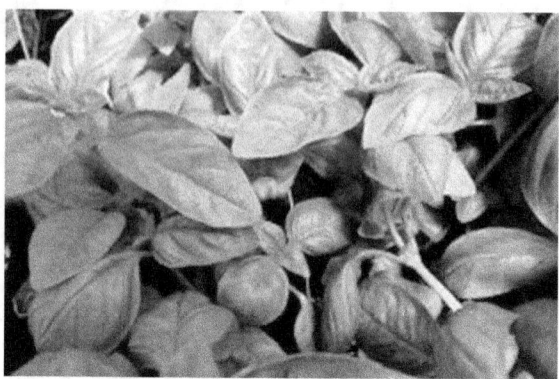

Fico: Il basilico è un insetticida naturale contro le larve di zanzara

Basilico può quindi essere utilizzato per controllo dei parassiti e anche per il controllo della riproduzione dei parassiti cicli soprattutto quelli che allevano in laghi, stagni e acqua stagnante.

Olio al basilico può anche essere utilizzato per il controllo di acari della polvere e diventare di grande salute beneficio per chi soffre di allergie.

3. **olio di lavanda (Lavandula angustifolia)** è un altro dei più comuni e più sicuri oli essenziali che può essere utilizzati come repellente per gli insetti. Lavanda può essere utilizzato per come un unguento della pelle a respingere le zanzare, utilizzate in polvere forma in armadi, armadi e cassapanche per impedire falene e altri insetti che harboring in questi luoghi e come un atomizzatore o

semplicemente versato su un piattino per mantenere gli insetti e formiche lontano.

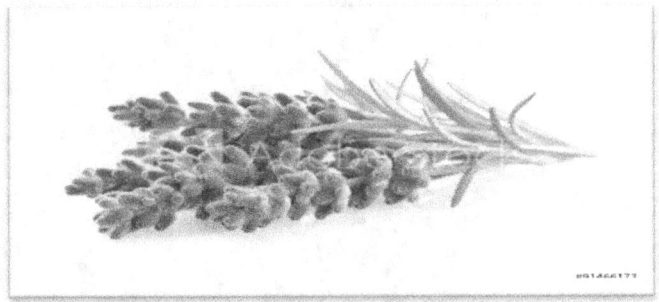

Fico: Lavanda olio estratto dai fiori di lavanda è un repellente per insetti

Olio di lavanda ha altri usi importanti compreso che aiuta ad per eliminare i sintomi delle allergie. Può pertanto essere applicato sul sito di punture di insetti per ridurre i sintomi.

4. **bergamotto** è uno degli oli preferiti utilizzare presso la casa per la pulizia verde e un buon deodorante per migliorare l'umore. Bergamotto è meglio utilizzato come un insetticida o spray repellente per insetti e ha un distinto odore fruttato.

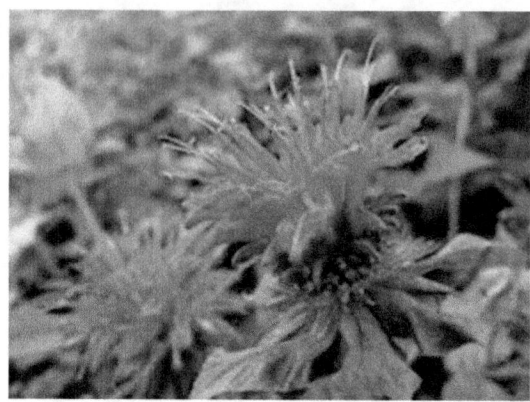

Fico: Fiore di bergamotto hanno un odore fruttato che lo rende adatto per l'uso come spray repellente per insetti

Si consiglia cautela quando si utilizza il bergamotto poiché è fototossico. Utilizzo di bergamotto mentre all'aperto sotto il sole sarà salute minacciando. Se utilizzato per uso topico prevenire o lenire punture e morsi di insetto, assicurarsi di che utilizzarlo durante la notte, ma mai sotto il sole.

5. **Timo (Thymus vulgaris)** è stato scoperto per essere una buon repellente per le zanzare e un ancor più

efficace   insetticida   contro   mosche.

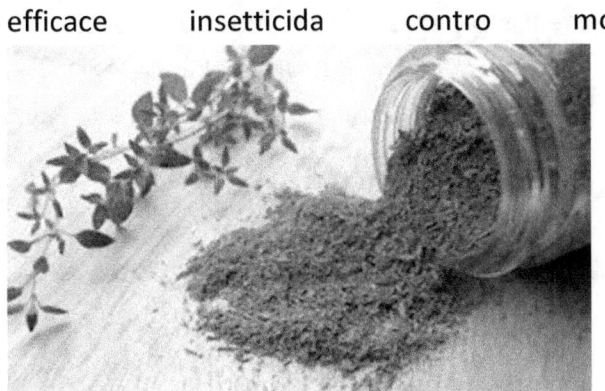

Fico: Il timo è un efficace insetticida contro mosche

Mosche possono essere un grande fastidio soprattutto a persone che vivono nella fattoria a causa del fatto che essi sono abbondanti e una pestilenza persistente.

6. **Pino (Pinus sylvestris)** è un'altra delle alternative naturali a DEET. È un buon repellente contro le zanzare e utilizzato come un atomizzatore farà con tono rassicurante buona proprio come l'odore di casa nella foresta.

   L'olio essenziale di pino è facile da preparare a buon mercato da materie prime di olio di pino in grandi quantità per applicazioni commerciali su larga scala, dandogli un vantaggio significativo rispetto a molti degli altri naturali repellenti.

   Trova l'ottimo uso come spray repellente a causa della sua fragranza dolce, legnoso, con un undertone balsamico, che addolcisce Man mano che evapora.

7. **menta piperita** è ben noto per le sue proprietà curative quali la riduzione della tosse, nausea e mal di testa, migliorare la digestione e alleviare i problemi associati mestruazioni e la menopausa. Quello che non sanno è che la menta piperita ha proprietà repellente per insetti.

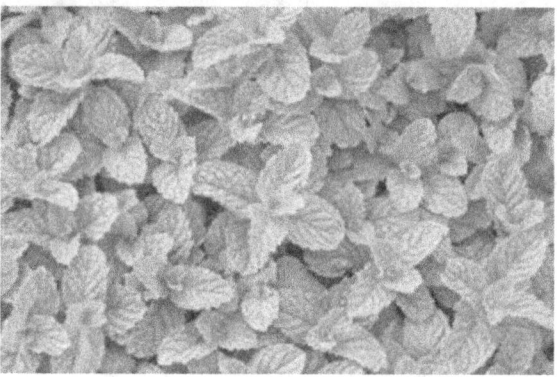

Fico: Menta piperita piante hanno proprietà repellente per insetti

L'aroma pulito fresco e menta in uno spray insettifugo la menta piperita non può essere paragonato a insetticidi sintetici e chimici sentente l'odore sgradevoli.

8. **vetiver** è una pianta più comune in paesi dell'Asia centrale quali l'Indonesia. Esso è usato come un repellente naturale.

The Ultimate Guide: 40 naturali repellenti fatti in casa

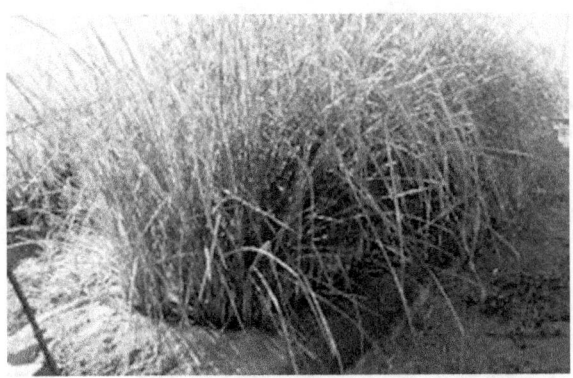

Fico: Vetiver ha molteplici usi tra cui viene utilizzato come un repellente per insetti

Vetiver è stato utilizzato anche per la fabbricazione di sapone e candele che vengono utilizzate come piuttosto fastidiose zanzare. L'olio di vetiver è anche aromatica e creerà una piccante atmosfera Balinese in casa.

9. **eucalyptus** è quasi uno standard in molte delle verde naturale prodotti per la pulizia. Oltre a questo, eucalipto ha proprietà insetticida e repellente per insetti e proprietà curative nel trattamento di influenza, starnuti, febbre da fieno e problemi respiratori.

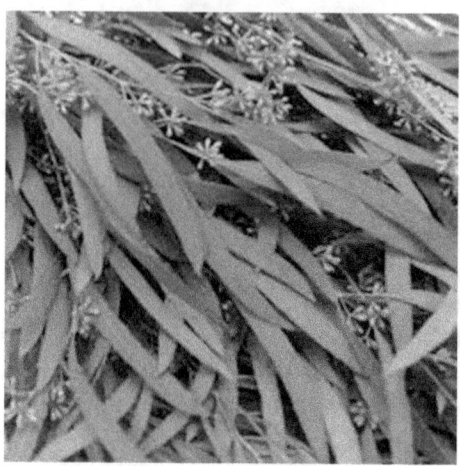

Fico: Eucalipto è più efficace contro i flebotomi

Studi scientifici hanno indicato che gli oli essenziali di eucalipto sono più efficaci contro flebotomi rispetto ad altri prodotti naturali.

10. **limone eucalipto** è un albero originario di zone in Brasile, Africa e Australia. Gli altri nomi dell'albero sono Corymbia citriodora, il nome botanico o limone profumato Gum. Il repellente naturale è estratto dalle foglie di alberi di eucalipto limone. Il repellente è stato scoperto nel 1960 durante proiezioni di massa delle piante utilizzate nella medicina tradizionale cinese.

The Ultimate Guide: 40 naturali repellenti fatti in casa

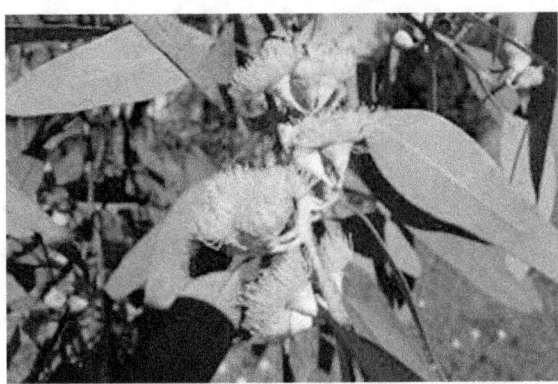

Fico: Olio di eucalipto limone è un efficace repellente contro le zanzare

L'olio essenziale di eucalipto limone ha dimostrato di contenere citronellal 80 per cento. Ha altri usi nell'industria cosmetica per il suo odore fresco. Tuttavia, si scoprì che il distillato dei rifiuti rimanenti dopo idro-distillazione dell'olio essenziale era molto più efficace a respingere le zanzare rispetto l'olio essenziale di sé.

L'olio è una buona alternativa al DEET, comunemente utilizzati in insetticidi convenzionali, ricevendo persino un'approvazione dall'organizzazione mondiale della sanità. I loro principi attivi tendono ad essere altamente volatile, quindi, anche se essi sono efficaci repellenti per un breve periodo dopo l'applicazione. Persone che amano il profumo agrumato trovano questo olio essenziale per essere un buon insetticida.

Limone olio essenziale di eucalipto non deve essere confuso con p-mentano-3,8-diolo (PMD), la versione sintetica di questo essenziale olio che viene utilizzata come un repellente per insetti.

11. **piretro (chrysanthemum dalmata)** è un insetticida ben noto e può essere utilizzato in forma di polvere o concentrato.

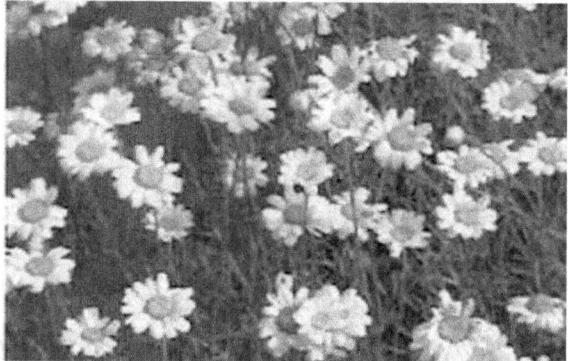

Fico: Un piretro campo dell'insetticida commercialmente coltivata

Il principio attivo nell'insetticida naturale chiamato piretrina attacchi del sistema nervoso centrale dell'insetto. Può essere utilizzato anche in piccole quantità come un repellente per insetti.

12. **sandalo olio** è spesso una merce sotto domanda molto elevata. È molto costoso ed è ricercato per la sua capacità per il trattamento di asma, insonnia, bronchite, tosse, stress, infezioni toraciche, irritabilità e tensione nervosa.

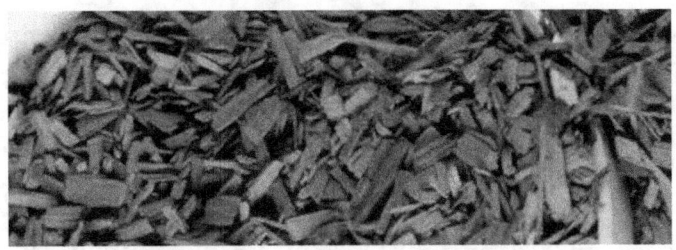

Fico: Sandalo raccolto prima che viene preparato in un insetticida

Di là di tutti questi usi, olio di sandalo è un repellente per insetti. Olio di sandalo ha proprietà aromatiche di vecchia data ed è stato utilizzato come afrodisiaco efficace.

13. **legno di cedro olio** è buono come legno di sandalo olio ma è meno costoso e più facilmente disponibili.

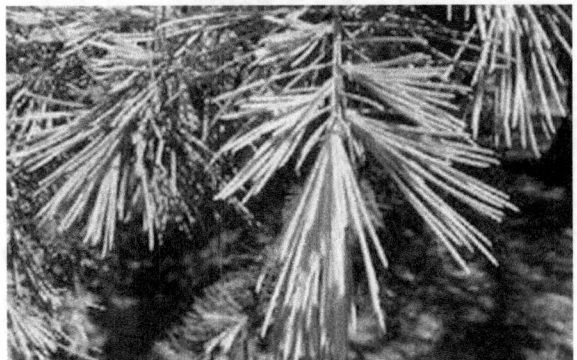

Fico: Legno di cedro foglie forniscono l'olio essenziale con proprietà repellente per insetti

L'olio è un buon repellente per insetti che altera il funzionamento dei sistemi olfattivi di insetti. Gli insetti non sono pertanto in grado di fiutare la preda; che è di prendere fuori odore umano e procedere a mordere e succhiare il sangue.

14. **Australian Tea Tree (Melaleuca alternifolia)** è un albero di meraviglia fin da una potenza di pulizia verde di proprietà come l'essere anti-parassitari.

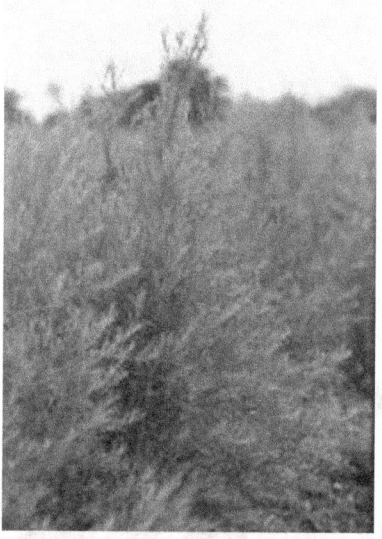

Fig.: Albero del tè australiano è efficace contro una vasta gamma dei parassiti di insetto

L'olio essenziale dell'albero del tè può agire come un soppressore della crescita, nonché agire come un insetticida contro le pulci, sanguisughe, pidocchi e zecche. Gli oli possono essere utilizzati come spray o per applicazione topica per tenere lontani i parassiti.

Albero del tè australiano ha proprietà lenitive e anti-allergiche e può essere usato per trattare le irritazioni causate da punture di insetti o punture.

15. vanillina estratto dall'estratto di **baccelli di vaniglia** mescolato con olio di oliva può essere usato come un repellente per insetti. Comunemente, vanillina è mettere a frutto in profumi e fragranze per farli durare più a lungo oltre a dare l'odore di vaniglia. Vanillina non è altamente volatile come altri oli essenziali comuni.

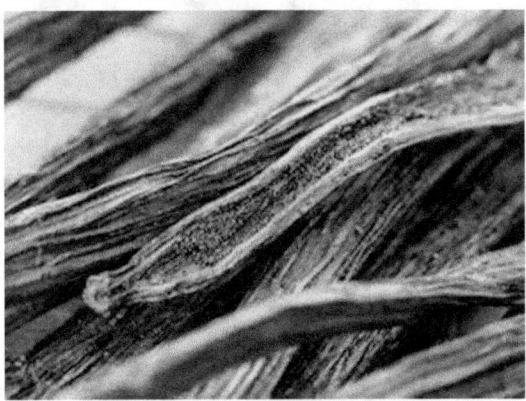

Fico; Baccelli di vaniglia contengono la vanillina, il repellente per insetti

L'aggiunta di vanillina per un olio essenziale basato repellenti aiuta a ridurre la volatilità e rendere il repellente naturale per durare più a lungo.

Vanilla planifolia è la specie di pianta della vaniglia che ha la più alta concentrazione di vanillina. Vaniglia messicana è più costosa, ma c'è qualità vaniglia dal Madagascar indicato come vaniglia Bourbon disponibile ad un prezzo ragionevole.

16. **olio erba gatta (Nepeta parnassica)** ha dimostrato attraverso la ricerca di essere dieci volte più efficace di DEET come insetticida. Catnip olio è un membro della famiglia della menta ed è efficace come una repellente per le zanzare. Va anche con altri nomi quali catnep, nepitella, catrup, catwort, nip o nep e mentuccia.

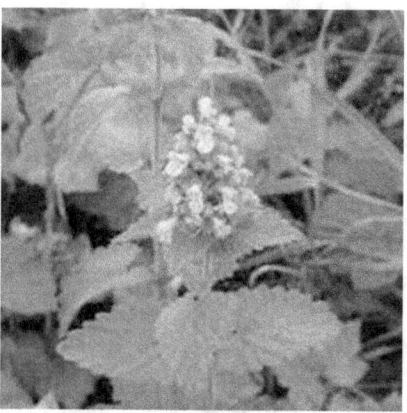

Fig.: Catnip è un repellente per insetti

Catnip olio è estratto dalle foglie tramite distillazione a vapore. Esso contiene nepetalactone, un repellente contro gli insetti, in particolare zanzare, scarafaggi e termiti. Ricerca che è stata effettuata indica che l'olio di catnip è dieci volte più efficace di DEET. È stato trovato per efficacemente durare per due o tre ore, quando applicato sulla pelle.

17. **neem olio** viene estratto dall'albero di Neem indiano ed è un insetticida naturale. Olio di Neem può essere applicato localmente per respingere le zanzare. L'olio essenziale non è tossico per i mammiferi e gli uccelli. Gli oli sono tossici per insetti quali acari, zanzare e API.

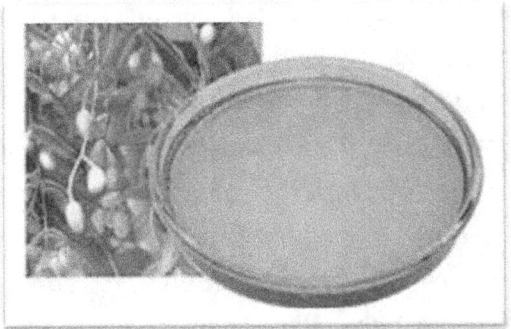

Fico: Olio di Neem ha numerosi impieghi tra cui essere un repellente per insetti

Neem è ampiamente pubblicizzato come un'alternativa naturale ai DEET ed esso è stata testata per repellenza contro gamma di insetti di importanza medica. A causa della scarsità di studi affidabili, olio di Neem non è consigliabile come un efficace repellente per uso da viaggiatori zone endemiche di malattia, anche se esso può confer una certa protezione contro fastidio mordere le zanzare.

18. ***basilico pianta*** *è lo stesso dolce cibo additivo utilizzato durante la cottura. Basilico ha oli essenziali che hanno proprietà repellente per insetti.*

L'impianto può essere utilizzato intero o tagliato, essiccati e tritati. Basilico possa essere piantata in vasi che sono collocati accanto alle porte o all'interno della casa. Basilico può anche essere tagliato e trasportato quando si va all'aperto per pic-nic e campeggio.

Il basilico è efficace contro gli insetti come le zanzare, asparagi coleotteri, mosche e formiche.

19. **la citronella** (Cymbopogon citratus) è un insetto repellente naturale che contiene l'olio essenziale, citronellal. Le proprietà repellente insetti sono molto simili a quelli di citronella. In realtà, erba limone è considerato più efficace come un repellente per insetti che la citronella originale.

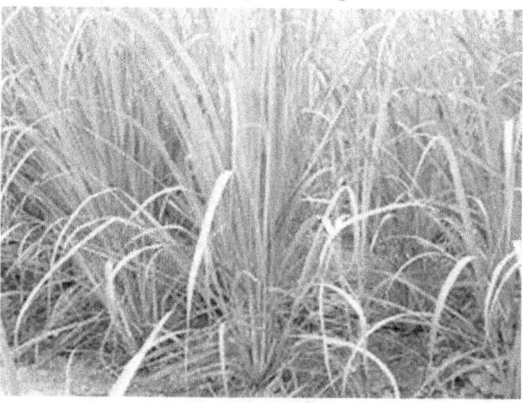

Fico: Gambi di citronella possono essere utilizzati come repellenti per insetti

La citronella è ben nota per la sua calmante e rigenerante proprietà che aiutano le persone a rilassare la mente e per smussare il loro stress relative emozioni.

Rompere un gambo dal ciuffo di citronella e staccare le foglie esterne per trovare il gambo di scalogno-come alla base. Piegare il gambo per spremere e strofinare tra i palmi delle mani trasformandolo in una massa carnosa, succosa. La polpa può essere applicata sulla pelle esposta. Si può anche fare una tintura utilizzando alcool per essere utilizzato in bottiglie dello spruzzo.

20. **aceto** è ecologico e ha una vasta gamma veramente incredibile di applicazioni. Aceto è ampiamente usato in cucina e la preparazione di verdure e per la pulizia della casa.

    Aceto è un diserbante e ha anche proprietà insetticida soprattutto contro le formiche. L'aceto è anche miscibile con molti altri oli essenziali utilizzati per tenere lontani insetti parassiti.

21. **il cetriolo** è un buon insetticida contro le formiche. È possibile lasciare le bucce di cetriolo su superfici dove le formiche frequentano per tenerli lontani.

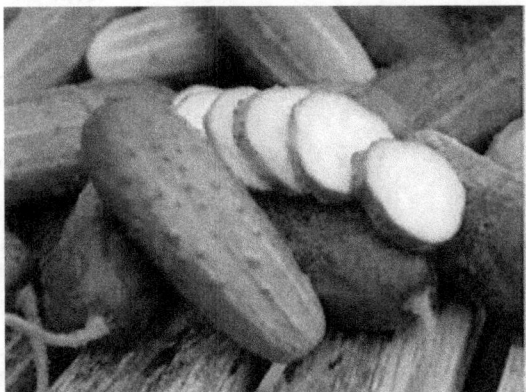

Fico: Cetriolo è efficace contro

Per una combinazione di più intensa, sbucciate il cetriolo e poi schiacciarlo e li vedono le formiche.

22. **foglie di alloro** sono un efficace contro scarafaggi. Le foglie di alloro può essere schiacciate e collocate in aree che sono scarafaggio infestata.

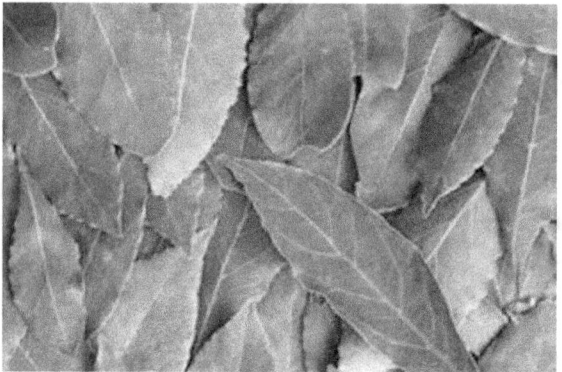

Fico: foglie di alloro sono un repellente di scarafaggio

Gli scarafaggi non amano il profumo delle foglie e tenere lontano da loro. Foglie di alloro non sono acquistare un insetticida repellente che spingerà gli scarafaggi da casa.

Un trucco utile per sfruttare l'insetto repellente proprietà di foglie di alloro è su nastro le foglie all'interno di armadi e armadi per tenere lontani curculioni da farina e farina di mais e da altri prodotti di armadio e anche di dissuadere le formiche e pesciolini d'argento.

23. **l'aglio** è ancora un altro efficace insetticida naturale e repellente per insetti. L'aglio è efficace contro una

vasta gamma di parassiti di insetto da scarabei di patata alle zanzare.

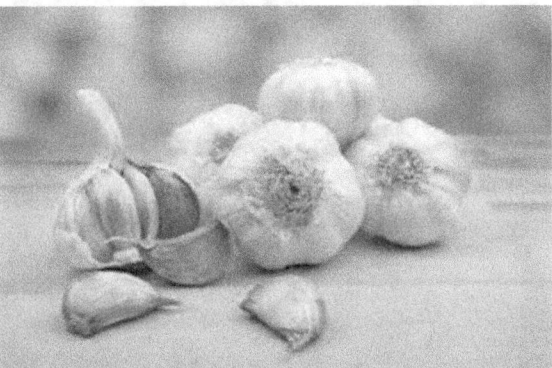

Fig.: Aglio mescolato con acqua è un repellente per insetti

L'aglio è schiacciato e mescolato con acqua per essere applicato nelle zone dove gli insetti vivono o ottenere l'accesso alla casa. In alternativa, strisce di panno di cotone imbevuto della preparazione dell'aglio possono essere appeso in aree ad agire come repellente. L'aglio è quindi sicuro da essere usato intorno alla casa. Frequente applicazione è necessaria dal momento che nel corso del tempo (5-6 ore), i preparativi avrà un odore meno rilevabile.

24. **la terra di diatomee** è una polvere di talco-come che è fatto di resti fossili di fitoplancton marino. È quasi simile alla silice pura.

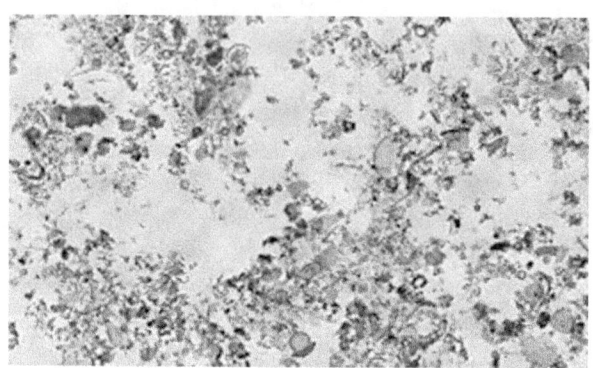

Fico: Una vista della terra di diatomee sotto il microscopio

La terra di diatomee uccide qualsiasi insetto che ha un esoscheletro. Tuttavia è innocua per i mammiferi che si possono mangiare senza effetti negativi.

Terra di diatomee è poco costoso ed efficace nel uccide molti dei parassiti dell'insetto. È possibile utilizzare una palla lampadina a soffiare la terra in fessure dove si nascondono gli insetti.

25. **cannella** non è solo un uso alimentare di topper sulla farina d'avena e succo di mela. Studi condotti in Taiwan indicano che l'olio di cannella può uccidere uova e larve di zanzara come pure trovare impiego come un repellente per zanzare.

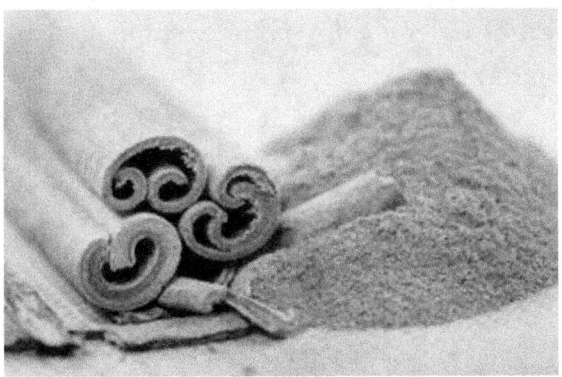

Fig.: Cannella è insetticida e repellente per insetti

Olio di cannella foglie è più efficace che DEET secondo studi di ricerca. Aldeide cinnamica è il principale costituente in olio di cannella foglie e viene utilizzato in tutto il mondo come agente additivo e condimento alimentare. Corteccia olio da albero Cinnamomum cassia è la fonte più comune di aldeide cinnamica. È un insetticida sicuro ed efficace. Gli scienziati hanno ammonito che alte concentrazioni di cannella olio applicato sulla pelle provoca irritazione.

26. **Cadaga albero** (Eucalyptus torelliana) è un buon repellente per zanzare che possa essere piantato nelle aree dove c'è infestazione zanzara dilagante. L'albero quindi agisce come una barriera naturale alle zanzare.

27. **pepe di cayenna** può essere utilizzato per fare un spray al peperoncino biologico, un insetticida naturale con un alto fattore di sicurezza. L'uso di

pepe di Caienna dovrebbe accompagnarsi a lotta integrata.

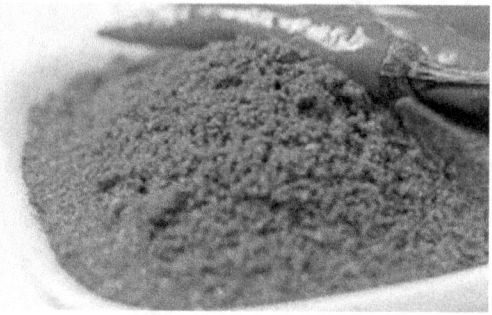

Fico: pepe di cayenna contiene capsaicina distrugge le membrane dell'insetto

La capsaicina, il composto attivo di biochimica, è un insetticida utilizzato per respingere e uccidere gli insetti. La capsaicina è il composto che dà i peperoni un gusto caldo apprezzato dagli esseri umani. Capsaicina uccide gli insetti distruggendo le membrane e causare disturbo metabolico.

28. **olio di soia** è stato scoperto per avere proprietà repellente per le zanzare. Uno studio dell'Università della Florida ha dimostrato che prodotti a base di soia forniscono più attività repellente zanzara duratura di prodotti a base di citronella. Olio di soia può essere fatta più potente miscelazione con altri oli essenziali come olio di citronella.

29. **olio di cocco** può servire come una zanzara naturale repellente per insetti.

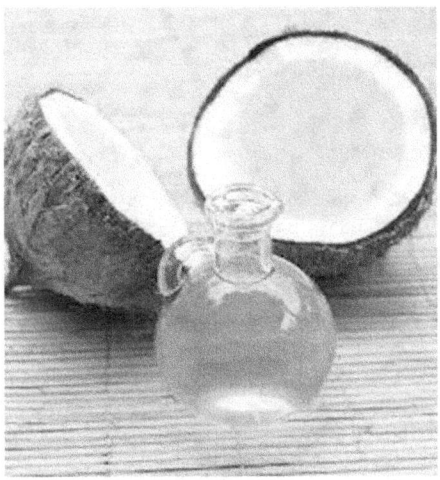

Fico: olio di cocco

L'olio di cocco può essere resa più efficace con l'aggiunta di oli essenziali che sono cose repellenti di insetto naturale. Olio di cocco può essere miscelato con citronella, citronella e catnip per migliorare le prestazioni come un repellente per insetti.

30. **il rosmarino** è meglio conosciuto come una spezia utilizzata per insaporire pesce e agnello. Quello che non sanno è che il rosmarino è un insetto repellente naturale. Rosmarino foglie possono essere macinato in polvere fine che può usata per liberarsi delle pulci sugli animali domestici e in casa. La stessa pianta è un repellente per zanzare e può essere piantata in giardino per fornire rametti per respingere le zanzare.

31. **chiodi** di garofano fiori si raccolgono dalla pianta di chiodi di garofano *(Syzygium aromaticum).*

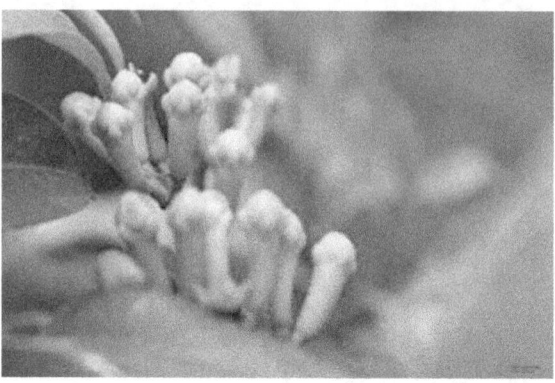

Fico: Chiodi di garofano fiori hanno proprietà repellente insetti

Queste sono generalmente secchi boccioli di fiori che vengono utilizzati come spezia con un caratteristico odore pungente e forma a forma di chiodo. Il chiodo di garofano ha proprietà medicinali, è usato come spezia e ha proprietà repellente insetti. Chiodi di garofano sono particolarmente efficaci contro mosche e zanzare.

32. **tageti** sono forse le piante più ben note che possono essere utilizzate per respingere gli insetti. Tageti sono una pianta annua brillante e resistente che contiene piretrina, un insetticida naturale e un repellente per insetti.

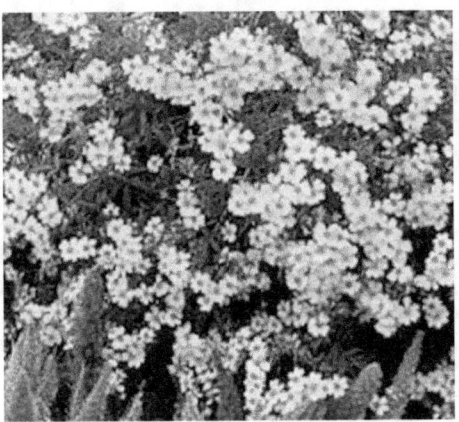

Fico: Tagete messicani sono ben noti repellenti per insetti

I tagete messicani sono il più potente agli insetti. Un'altra specie di calendula che è efficace contro gli insetti è i tagete francese. Questi calendule possono essere piantati nel giardino per essere utilizzati per formare una barriera naturale di insetti intorno alla casa. Inoltre servono uno scopo estetico poiché hanno fiori colorati

33. **Geranio** indicato anche come rosa geranio è una bella pianta con foglie a punta che serve come un repellente per insetti. Geraniolo è il principio attivo che può essere estratta dall'olio di geranio e fornisce un insetto repellente naturale.

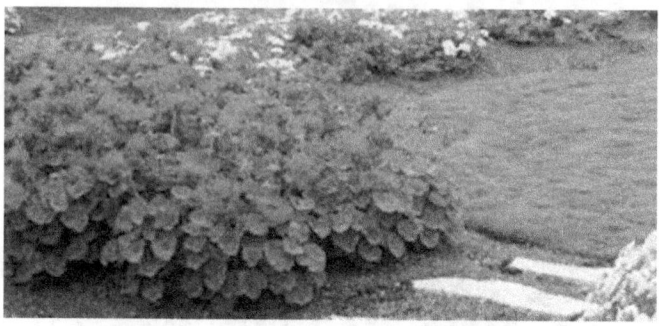

Fico: Geranio può essere piantato come una barriera per insetti

Journal of Agricultural and Food Chemistry segnala che Geranio è una zecca estremamente potente repellente. Geranio è potente contro altri insetti come le zanzare, pulci, zanzare, scarafaggi e mosche. Esso dovrebbe essere applicato in piccole macchie intorno alla casa poiché l'odore può essere schiacciante.

La pianta può essere piantata in casa, nel portico e anche in giardino per sfruttare la sua bellezza così come il suo insetto repellente proprietà.

34. **patchouli** è un'altra fonte di olio essenziale potente contro una vasta gamma di insetti come le zecche, tarme, pulci, pesciolini d'argento, cimici e zanzare. Patchouli è stato usato per secoli come un naturale repellente per insetti con un elevato livello di efficacia.

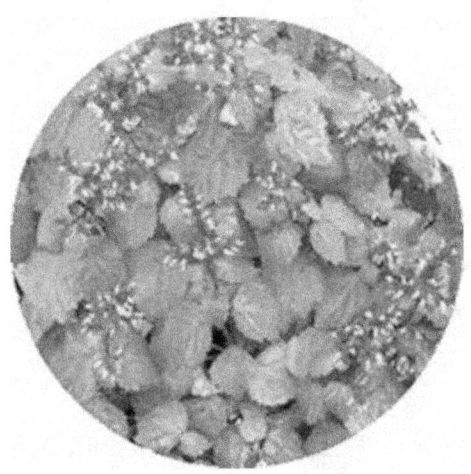

Fico: Patchouli può essere bruciato come incenso o utilizzato come vaporizzatore per respingere gli insetti

È una repellente per zanzare durata più lungo rispetto ad altri repellenti naturali pertanto non richiede frequenti riapplicazione. Brucia incenso patchouli e usando olio di patchouli in un vaporizzatore sono altri modi di usarlo per respingere gli insetti.

35. **Clovite**, un integratore vitaminico per cavalli, è un ben noto insetticida naturale efficace contro gli scarafaggi.

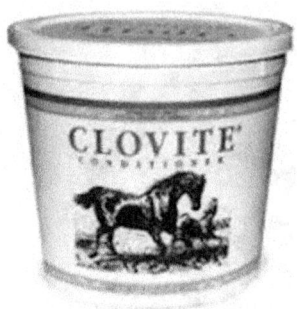

Fico: Il Clovite, il supplemento della vitamina di cavallo, è amato da scarafaggi

Il supplemento clovite è collocato in un coperchio di vaso e messo in una posizione dove gli scarafaggi sono stati osservati. Scarafaggi amano mangiare clovite e saranno attratti al coperchio del barattolo. È importante mantenere clovite fuori dalla portata dei bambini e altri animali domestici.

36. **il borace** è un prodotto di bassa tossicità che è efficace contro gli scarafaggi. Borace può essere collocato su un coperchio di vaso e collocato in aree di infestazione scarafaggio. Borace può essere spruzzato sul retro armadi per sbarazzarsi dei parassiti di insetto.

    Il borace è un insetticida che funziona corrodendo il rivestimento ceroso sulla pelle di un insetto, che induce a disidratarsi e morire, e danneggiando il sistema digestivo e danneggiare lo scheletro esterno. Di solito, borace in polvere è utilizzato insieme ad esche come mescolandolo con zucchero, miele, gelatina, burro di arachidi o un altro materiale gustoso per attirare gli insetti parassiti. Vespe sono attratti da acido borico-merlettato carni e moriranno in pochi giorni di consumarlo.

37. **pennyroyal** è un'adorabile fiore che è un deterrente naturale per le zanzare. Olio essenziale di menta romana è un efficace repellente che sarà sbarazzarsi di zecche, zanzare e altri mordere e pungente parassiti. Le foglie di mentuccia secca possono essere inserite nell'area di casa/gabbia o biancheria da letto dell'animale per sbarazzarsi di pulci.

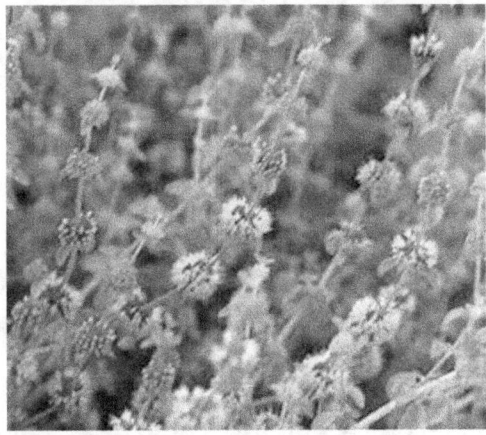

Fico: Il fiore di mentuccia

Essi sono una buona aggiunta alla vostra aiuola a causa del loro piumaggio attraente e per fare un buon tappezzante. La pianta agisce come una barriera naturale per la casa oltre ad essere utilizzato come repellente.

The Ultimate Guide: 40 naturali repellenti fatti in casa

38. **felce dolce** *(Comptonia peregrine)* ha numerosi impieghi. Uno dei più importanti è quella di essere un insetto repellente naturale. La felce dolce è meglio utilizzata all'aperto per combattere insetti come le zanzare.

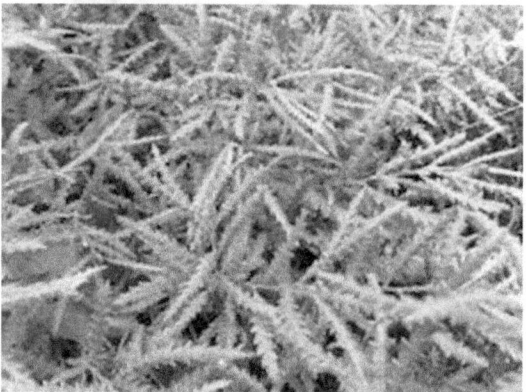

Fig.: felce dolce è un repellente per insetti che può stare all'aperto

La felce dolce è bruciata per tenere mordere insetti lontano da un sito di pic-nic, un campo e anche il fuoco da campo. L'olio essenziale può essere spremuto fuori e usato come spray in casa per sbarazzarsi delle zanzare.

39. **Bee Balm** *(Monarda o Mentastro)* è una bella pianta che viene efficacemente utilizzata come un repellente per zanzare. Gli oli essenziali può essere spremuti fuori arrestando le foglie del balsamo ape. Questi oli emanano un forte odore di incenso-come che confonde le zanzare mascherando odore del corpo. Un florido giardino di balsamo ape agisce

come una barriera per respingere le zanzare entrino in casa.

40. **Farina** di mais è spesso utilizzato come alimento per il consumo umano. Farina di mais è efficace contro le formiche e termiti.

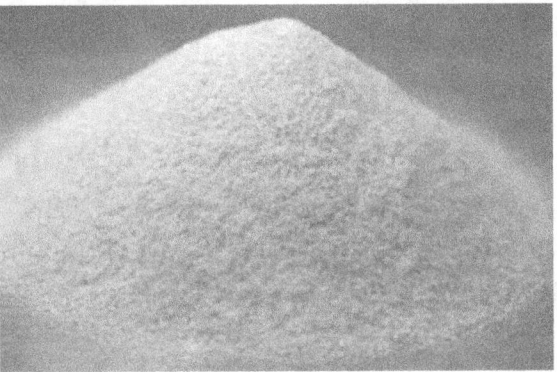

Fico: Farina di mais ha un sicuro ed efficace insetticida contro formiche

Versare piccole quantità di farina di mais dove si possono vedere le formiche. Le formiche si mangiano e anche riporlo. Tuttavia, le formiche sono in grado di digerire la farina di mais e moriranno di conseguenza. La farina di mais è naturale e sicuro anche nelle case dove ci sono bambini e animali domestici.

Repellente per insetti naturale di bonus

Come bonus, bicarbonato di sodio mescolato in egual misura con è un killer di scarafaggio buono e naturale. La miscela può essere distribuita nelle aree dove gli scarafaggi sono visti per sbarazzarsi degli scarafaggi.

Capitolo tre:

Soluzioni preventive per la vostra pelle

Un buon numero di persone soffra di pelle sensibile che può presentare problemi una volta che viene a contatto con le cose repellenti di insetto naturale. Pelle sensibile sarà spesso si irritano, diventare traballante e diventano di colore rossa anche con il minimo contatto con gli oli essenziali, oltre ad essere sensibile ad altri elementi come i cosmetici. Non c'è niente di più esasperante di un prurito persistente.

I repellenti per insetti in casa naturale possono scatenare una reazione allergica al contatto con la pelle. Persone con pelle ipersensibile sono a più alto rischio di reazioni allergiche quando la pelle viene a contatto con gli oli essenziali o altri prodotti miscelati con oli essenziali per rendere un repellente per insetti. Altri fattori possono anche svolgere un ruolo nell'attivazione e aggravando una reazione allergica come l'esposizione al sole e alcool utilizzato come diluente o vettore nei fatti in casa un repellente per insetti.

Persone con pelle sensibile si consiglia di cercare di scoprire quali prodotti potrebbero comportare problemi alla loro pelle. In primo luogo, diamo un'occhiata ai sintomi comuni della pelle sensibile:

- Patch squamosa e ruvida sulla pelle

The Ultimate Guide: 40 naturali repellenti fatti in casa

- La pelle tesa e prurita
- Piccoli urti rossi sulla pelle o orticaria.
- Gonfiore
- Eruzione cutanea di calore
- Bruciore e di puntura
- Flushing che può essere accompagnata da brufoli rossi
- Rossore intorno agli occhi

Avere una migliore comprensione delle cause della pelle sensibile e i fattori che possono peggiorare esso contribuirà a ridurre l'impatto e ridurre le occorrenze di allergie cutanee.

Sostanze che provocano allergie della pelle sono facili da identificare mediante l'utilizzo di un test cutaneo. È importante individuare la causa esatta che sta facendo il corpo a reagire in maniera debilitante. Il test cutaneo contribuirà ad identificare gli allergeni che scatenare reazioni allergiche.

Il test cutaneo può avvenire in due modi:

R. le prove di pelle epidermica

Lo strato più esterno della pelle è chiamato l'epidermide. È lo strato di pelle che tutti noi vediamo e che ci protegge dai fattori esterni. Inoltre è lo strato che entra in contatto diretto con i fatti in casa un repellente per insetti.

The Ultimate Guide: 40 naturali repellenti fatti in casa

Il test della pelle epidermico è semplicemente definito come il Patch Test. La prova è eseguita nell'allergene sospetto (olio essenziale) ammollo una patch e allegarlo alla pelle o semplicemente posizionando l'allergene sospetto sulla pelle e tenendolo in luogo. La patch viene lasciata in sede per un appropriato periodo di tempo prima di essere rimosso per osservare per i sintomi di una reazione allergica sulla pelle.

B. le prove di pelle percutanea

Il test cutaneo percutaneo è il secondo tipo di test cutaneo ma coinvolgerà gli strati più profondi della pelle. Si dovrà ottenere sotto l'epidermide.

Il test richiede che l'allergene (olio essenziale) è introdotta direttamente nella pelle pungendo o graffiando. Un piccolo momento è consentito prima di controllare qualsiasi reazione. La puntura non dovrebbe essere profondo in modo da causare sanguinamento, dovrebbe essere appena sufficiente per raschiare dell'epidermide ed esporre il sottostante strato di pelle.

Risultati

I risultati di queste prove di pelle sono quasi immediati e quindi si otterrà un individuo di sapere se il repellente per insetti in casa si innescherà un'allergia. L'altro vantaggio è che il test può essere provato con piccole quantità di repellente per verificare una reazione allergica, mentre a casa. La procedura è completamente esente da dolore ad eccezione di qualche disagio per le persone con pelle ipersensibile.

In conclusione, è importante prendere nota dei seguenti suggerimenti per proteggere la pelle

A. mai uso puri e concentrati oli essenziali sulla pelle; utilizzare sempre una diluizione. Come regola generale per le applicazioni della pelle, utilizzare non più di una concentrazione di olio essenziale di 5%.

B. prova il repellente su una piccola zona della pelle per 24 ore per vedere se provoca alcun tipo di irritazione a causa di allergie cutanee o sensibilità agli oli.

C. non utilizzare su bambini sotto i 3 anni di età o qualsiasi bambino che può strofinare i loro occhi o leccare la pelle che è stata trattata. USA con parsimonia zanzara repellente naturale a bambini piccoli. Consultate il vostro medico di famiglia prima di utilizzare.

D. utilizzare le mani per applicare il repellente al vostro viso, tenere lontano da occhi, narici e bocca. Evitare di ottenerlo in ferite aperte, ferite o tagli. Lavarsi le mani con acqua e sapone dopo l'applicazione.

E. fare un patch test sui vestiti per vedere se si macchia. Se si lascia fuori l'olio di soia, avrà una probabilità ridotta di macchiatura. Si può sempre fare un mix di mettere sui vestiti (senza soia o olio di cocco) e una bottiglia separata per l'applicazione sulla pelle (con soia o olio di cocco).

F. evitare che il repellente sulla pelle, vinile o altri tessuti simili; l'olio essenziale può macchiare in maniera indelebile li.

Capitolo quattro:

Piani di prevenzione per evitare parassiti nella vostra casa e il giardino

I problemi di parassiti in casa avrà iniziato dall'esterno dove il parassita razza o hanno istituito una casa. I parassiti di solito invaderanno la casa in cerca di cibo, acqua e riparo.

Ci sono un numero di passi che possono essere adottate per fermare i problemi dei parassiti anche dall'inizio. Di seguito sono azioni che possono essere intraprese per aiutare a prevenire i parassiti da entrare in casa.

- Pulire regolarmente le superfici e i contatori in casa per mantenere i parassiti distanza. Spazzare e pulire i pavimenti nella casa, tenere i piatti pulito, chiaro e pulito i contatori di cucina e asciugare il bagno. Materiale di rifiuti alimentari è un grande attractant per insetti come mosche, scarafaggi e formiche.
- Sigillare completamente le fessure e crepe nelle aree dove la utilità di entrare nella casa e le modanature che circondano esterni porte e finestre. Crepe piccole come un centimetro di larghezza può essere una voce punto per gli insetti.

The Ultimate Guide: 40 naturali repellenti fatti in casa

- Se si utilizza legna da ardere per il riscaldamento, impilare il legno fuori terra in un'area lontana da casa. Non tenere la legna da ardere accanto le pareti esterne della casa o sotto casa. Pesti di insetto tendono a nascondere nel bosco a cercare rifugio nonché materiale di cibo.
- Tenere armadi e altre aree di deposito gratuito di sversamento e sempre pulito per tenere lontani gli insetti.
- Asciugare mop e panni per evitare di attirare parassiti a causa dell'umidità in esse contenute.
- Avere luci situati direttamente sopra le porte di ingresso alla casa. Le luci devono essere collocate in zone lontana dalla porta per garantire che gli insetti sono meno propensi a volare quando le porte sono aperte.
- A secco e guarnizione identificato fessure e crepe nella Fondazione dove gli insetti si trovano e possono entrare in casa.
- Svolgere regolari controlli dei piani seminterrato ed esposto le superfici in legno al piano interrato per l'umidità che attrarre i parassiti.
- Tenere cibi come pane, cereali e cracker in contenitori sigillati per evitare parassiti di insetto penetri il cibo.
- Riparazione leaky affonda e tubi intorno alla casa per eliminare l'umidità in ed intorno alla casa.
- Scaricare l'eventuale acqua stagnante in giardino o intorno alla casa. Acqua agisce come un terreno di spurgo per parassiti come le zanzare. Per la piscina, una fontana è preferita per mantenere l'acqua di

circolazione per evitare la creazione di un sanguinamento spot.

- Regolarmente vuoto pulire i mobili in casa e i tappeti se avete animali domestici (cani e gatti) che possono prendere parassiti come le pulci quando all'aperto e portarli a casa.

- Rimuovere le ciotole dell'animale domestico e ripulire dopo gli animali sono stati alimentati per mantenere i parassiti da essere attratto gli avanzi di cibo o acqua.

- Non aspettare fino al giorno successivo per scartare il cibo ti è piaciuto subito.

- Tenere i rifiuti domestici in un contenitore sigillato (dovrebbe avere un coperchio) che viene inserito in una zona che è facile da pulire. Smaltimento dei rifiuti è un aspetto molto importante di prevenzione dell'insetto.

- Piantare le verdure e altre piante da giardino in un'area distaccata dalla casa poiché possono fungere da terreno di spurgo per parassiti di insetto. In alternativa, pianta insetto repellente piante vicino alla casa di servire uno scopo duplice di estetica e come barriera per insetti.

- Chiara erbacce e cespugli in giardino e in particolare quelli che sono vicino alla casa.

- Installare una copertura dello schermo a maglia fine scoperto scarichi per tenere lontani insetti parassiti.

- Controllare regolarmente coperture e pareti per eventuali segni di deperimento o qualsiasi cosa che potrebbero diventare una casa per i parassiti del potenziale

- Evitare di pacciame da entrare in diretto contatto con la Fondazione della casa.
- È possibile avere insetti utili come le coccinelle e giocando mantide introdotto nel vostro giardino di parassitare altri insetti che sono un fastidio.
- Evitare di conservare il materiale sotto un piano sospeso per evitare parassiti da sanguinamento ci.
- Uso trappole nel giardino per catturare l'insetto parassita prima che entrano in casa.
- Interplant e rotazione colture nel giardino per garantire l'eliminazione di parassiti di insetto che sono specifici per un raccolto.
- Infine, pianta piante un repellente per insetti come catnip, calendule e citronella intorno alla casa per mantenere i parassiti da sempre in casa.

Capitolo cinque:

Consigli e strategie per mantenere la vostra casa Pest gratis

Pesti di insetto rappresentano un grande pericolo per la salute della vostra famiglia e per la vostra proprietà. Altri parassiti di insetto sono solo un fastidio. Gli insetti trasportano malattia che trasportano batteri, protozoi e virus che possono risultare letali per gli anziani e per i bambini piccoli.

L'eliminazione della minaccia di parassiti dovrebbe cercare di raggiungere le cause piuttosto curare i sintomi di infestazione. Ci sono strategie che si possono prendere per proteggere la famiglia così come la proprietà.

The Ultimate Guide: 40 naturali repellenti fatti in casa

La casa deve essere tenuto pulito e asciutto

La casa deve essere reso inospitali ai parassiti dell'insetto. Può essere raggiunto da sbarazzarsi di cibo viziato, acqua stagnante e miglioramento dei livelli di igiene. Tenere spazzatura nel contenitore con coperchio e questi dovrebbe essere svuotato regolarmente.

Mantenere la vostra casa

Mantenere la vostra casa in buone condizioni è importante per un ambiente sano e sicuro per la vostra famiglia. Rende anche la casa più accogliente per voi e la vostra famiglia e meno invitante per i parassiti!

Tutti gli ingressi possibili della guarnizione

Crepe, fessure e zone danneggiate permetterà pesti di insetto per trovare la loro strada in casa. Molti dell'insetto sarà davvero fiutare questi punti di ingresso. Ci sono facili da individuare quali aree attraverso quale flusso di raggi di luce attraverso. Verifica per le lacune dove utilities entra nella casa, controllare per piastrelle mancanti e le lacune tra la Fondazione e la casa. Manutenzione regolare funziona intorno la casa aiuta a tenere lontano gli insetti.

Utilizzare le strategie di chimiche gratis

Anche con gli sforzi, alcuni insetti parassiti possono ancora entrare in casa. Questi si può affrontare attraverso l'uso di trappole come trappole a feromoni, fly trappole, trappole di luce e vaso trappole.

The Ultimate Guide: 40 naturali repellenti fatti in casa

Installare schermi sopra le aperture e prese d'aria camino

Le aperture intorno alla casa che non può essere riempito dovrebbero essere coperto con schermi specialista o prese d'aria per garantire che pesti di insetto non entrare nella casa. Questi schermi devono essere montati correttamente e devono essere riparati o sostituiti regolarmente poiché pesti di insetto possono accedere attraverso camino trascurato sfiati e aperture.

De-clutter la casa

Rimuovere il disordine intorno alla casa e anche il disordine all'esterno della casa. Gli elementi che formano il disordine come scatole di cartone, legno, sacchetti di plastica e quotidiani fornirà i nascondigli per parassiti di insetto. Questi elementi dovrebbero essere completamente rimosso dalla casa o conservati lontano da casa per evitare il sanguinamento e proliferazione di insetti in e intorno alla casa.

Cambiare le luci

Diversi tipi di insetti sono naturalmente attratti alla luce. Le termiti e falene sono più comuni insetti trovati mobbing intorno una lampadina. Le luci all'esterno può essere sostituite come bene soprattutto quelli appena fuori ingressi e al portico. Il soffitto del portico zona dovrebbe essere verniciato blu dello stesso colore come il cielo di ingannare i parassiti e impedire loro di costruzione dei nidi.

Smaltire correttamente i rifiuti

The Ultimate Guide: 40 naturali repellenti fatti in casa

Prodotti alimentari e gli avanzi di cibo in casa devono essere eliminati nel modo giusto. Per prevenire i parassiti, pulire tutti i cibi rovesciati e avanzi da contatori e il pavimento. Questi alimenti rifiuti dovrebbero essere tenuti in un contenitore che ha un coperchio. Il bin dovrebbe stazionare in una posizione lontana gli ingressi di casa per tenere lontani gli insetti. Lettiera deve essere cancellato dalla casa così che esso doesnot attirano i parassiti dell'insetto.

Mantieni la tua casa a secco

Umidità e acqua attirano gli insetti per la casa. Un buon esempio di come mantenere la casa volontà asciutta aiuterà a sbarazzarsi degli insetti è lo scarafaggio. Scarafaggi sopravviverà solo per una settimana senza acqua, considerando che possono sopravvivere un mese senza cibo.

Acqua deve essere svuotato da un lavandino o un bagno per mantenere queste aree asciutte. MOP distanza qualsiasi pagaie di acqua in casa e mops asciugato completamente prima di essere memorizzato.

Grondaie dovrebbero essere installate e riparate all'acqua diretto dall'esterno della casa. Prendersi cura di perdite di tubazioni e apparecchi per mantenere la casa asciutta.

Ispezionare le cose che porterai a casa tua

Elementi che portano dall'esterno che la casa dovrebbe essere accuratamente controllata per parassiti di insetto garantire che non si mettono loro in casa. L'elenco degli elementi che dovrebbero essere controllati include generi alimentari e anche gli animali domestici. Essi devono essere puliti per garantire che sono deciso di eliminare tutti i parassiti.

Conclusione

I repellenti naturali tutti hanno alcune limitazioni che dovremmo sapere per migliorare le loro proprietà protettive contro insetti domestici comuni. Abbiamo elencato i principali fattori di mettere in considerazione quando si utilizzano le cose repellenti di insetto naturale e insectcides.

i. quantità: In ordine per cose repellenti naturali essere efficace, è necessario averli in grandi quantità.

II. convenienza e tempo: devi anche controllare costantemente su cose repellenti naturali per assicurarsi che siano ancora efficaci. Maggior parte degli oli essenziali proteggono solo per un periodo limitato di tempo.

III. efficacia: alcune sostanze naturali funzionano come repellenti per insetti, ma non hanno capacità di insetticida. Imparare a distinguere gli oli essenziali in base alle loro proprietà. Repellenti per insetti non uccidere gli insetti. Questi repellenti per riducono l'esposizione agli insetti nocivi mascherando il tuo odore di corpo.

The Ultimate Guide: 40 naturali repellenti fatti in casa

La maggior parte dei repellenti naturali contengono acqua invece di alcool come base portante. È un grande vantaggio poiché l'acqua è meno volatile e non evapora più rapidamente come l'alcool. L'acqua ha minimo assorbimento cutaneo che significa che lascia più repellente sulla pelle. Prodotti a base acqua durerà più a lungo, perché c'è meno bisogno di riapplicare.

Infine, il naturale insetto repellenti e insetticidi sono sicuri per l'uso. Essi consentono di controllare e prevenire epidemie di malattie trasmesse da insetti. Molti insetti portano e diffondono malattie come febbre del Nilo occidentale, la malattia di Lyme e la peste bubbonica.

www.ingramcontent.com/pod-product-compliance
Lightning Source LLC
Chambersburg PA
CBHW060228290526
45789CB00003B/1465